L'ALIMENTATION DES TUBERCULEUX

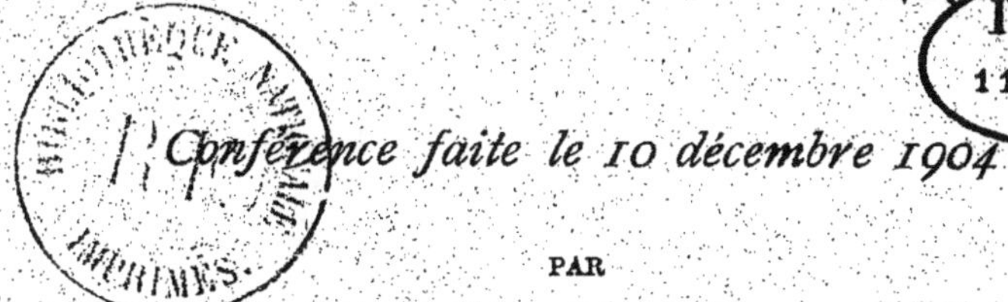

Conférence faite le 10 décembre 1904

PAR

M. le Dr Georges Petit,

Médecin en chef du Dispensaire antituberculeux du XIe arrond. de Paris,
Secrétaire général de la Société internationale de la tuberculose.

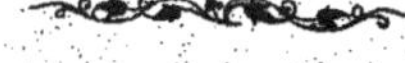

Prix : 30 centimes.

PARIS
Société Végétarienne de France
24, RUE CHARLOT, 24

1905

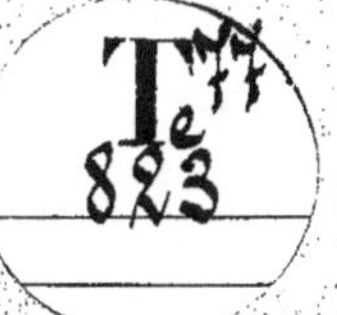

L'ALIMENTATION DES TUBERCULEUX

Conférence faite le 10 décembre 1904

PAR

M. le Dr Georges Petit,

Médecin en chef du Dispensaire antituberculeux du XIe arrond. de Paris,
Secrétaire général de la Société internationale de la tuberculose.

Prix : 30 centimes.

PARIS
Société Végétarienne de France
24, RUE CHARLOT, 24

1905

L'Alimentation des tuberculeux.

Conférence faite à la Société Végétarienne de France

par M. le Dr GEORGES PETIT

Médecin en chef du Dispensaire antituberculeux du XIe arrond. de Paris,
Sécrétaire général de la Société internationale de la tuberculose.

MESDAMES, MESSIEURS,

En venant ce soir vous parler encore de la tuberculose, je ressemble au personnage de la comédie de Molière qui dit toujours la même chose « parce que c'est toujours la même chose ».

Les désastres considérables de cette épouvantable maladie qui tue 15o,ooo Français par année, en ont fait une question d'actualité, qui intéresse tout le monde. — C'est pourquoi on ne saurait trop dire et trop faire pour contribuer à la lutte contre le plus meurtrier des fléaux, et quand M. le Dr J. Grand m'a fait l'honneur de m'inviter à vous entretenir de la tuberculose, et surtout de l'alimentation des tuberculeux, j'ai accepté avec empressement l'offre qui m'était faite, bien décidé à dénoncer certaines erreurs et aussi à combattre des préjugés.

Les idées que j'exposerai devant vous ce soir ont été publiées, par moi, dans le journal *La Médication martiale* au mois de novembre 1904 et c'est à la lecture de cet article que l'idée vint à votre Président de me demander de faire, devant vous, la conférence qui m'a amené ce soir ici.

Je m'élèverai d'abord contre l'aphorisme de Brillat-Savarin qui veut que « l'homme seul sait manger ». C'est « devrait savoir manger » qu'il faut dire.

D'autre part on peut affirmer sans crainte d'être contredit que si une bonne nourriture entretient les forces, organise l'efficace résistance aux maladies, en revanche une mauvaise alimentation prédispose aux maladies et en aggrave la forme ou en prolonge la durée. Or, par mauvaise alimentation il faut entendre, une alimentation surabondante ou insuffisante, en un mot, irrationnelle.

Lavoisier a comparé notre corps à une machine à vapeur qui produit de la chaleur, du mouvement et de la force, à la seule condition d'être entretenue de charbon. Mais si le charbon est trop abondant, la machine est surchauffée et se brûle, si le charbon est de mauvaise qualité la machine s'encrasse et cesse de fonctionner.

L'alimentation est notre charbon mais il doit être proportionné aux nécessités de la vie de la machine elle-même, en sorte que la valeur alimentaire d'une substance est proportionnelle à sa digestibilité.

Tandis que les plantes jouissent de la propriété de prendre à la terre les substances qui sont nécessaires à leur développement, les êtres humains doivent s'adresser à des matériaux déjà élaborés. — Les plus élémentaires sont contenus dans les végétaux.

Avec la viande il y a une surproduction de déchet, et l'organisme s'en trouve brûlé.

Or, depuis quelques années on a introduit la suralimentation dans le traitement de la tuberculose, ce qui, comme je vais vous l'expliquer, est une erreur en soi, mais ce qui est pire encore on a préconisé l'usage de la viande crue, contre lequel je m'élève au nom de la raison et de l'intérêt des malheureux malades qui sont, là, victimes d'une erreur absolue.

Où la question est encore plus poignante d'intérêt c'est lorsqu'on voit le régime de la viande crue appliquée à des individus qui ne sont suspects que de la possibilité de devenir tuberculeux. Soumis à un tel régime des individus prédisposés à la tuberculose sont condamnés à le devenir, car on fatigue leur organisme, on les intoxique, on diminue en un mot leur résistance vitale, qui est leur seule sauvegarde et que par tous les moyens, on doit s'efforcer d'accroître.

Mais si vous le voulez bien, étudions les choses de plus près.

Weiss (de Saint-Pétersbourg) fut le premier à faire entrer dans l'arsenal thérapeutique la viande crue que Fuster (de Montpellier) employa contre la tuberculose.

Richet et Héricourt, après une série d'expériences sur les chiens, pensèrent pouvoir affirmer que la viande de mouton, prise crue à la dose de 200 à 300 grammes en 24 heures, était susceptible de retarder la tuberculisation. La conclusion physiologique adoptée, les tuberculeux furent soumis à ce traitement, c'est-à-dire prirent la pulpe de viande, obtenue par raclage et avalée sans mâcher soit en nature, soit mélangée à une substance destinée à la masquer : purée de pommes de terre ou de lentilles, farine, sucre, confitures, etc.

Devant le peu de succès de cette méthode, l'enthousiasme de la première heure fut vite réprimé et le peu de faveur dont elle devait jouir en fit limiter l'usage aux « prétuberculeux ».

D'ailleurs certains médecins pensèrent que la viande présentée à un feu vif de façon à être saisie, autrement dit grillée sur le dessus et seulement chauffée en dedans, avait la même valeur et était mieux acceptée par les malades, le feu développant dans la viande les principes aromatiques, excitateurs du goût et de l'odorat. D'autres, allant plus loin, préconisèrent, et non sans raison, la poudre de viande dont l'emploi est facile et suivi de résultats appréciables.

D'autres enfin, estimèrent que le mieux était de renoncer à l'emploi de substances animales et n'eurent recours qu'à des aliments d'origine végétale, en particulier aux poudres nutritives, obtenues par les céréales et dont le commerce possède plusieurs variétés, susceptibles de satisfaire le goût du malade comme aussi de laisser au médecin le choix de la substance lui offrant le plus de garantie ou lui ayant donné les meilleurs résultats.

Comme on le voit, l'usage de la viande crue n'est pas sans rencontrer de nombreux adversaires, en dépit de l'entêtement que certains partisans apportent à sa défense. Néanmoins, il faut bien le reconnaître, le régime de la viande crue rencontre peu d'adeptes dans le monde médical, et cela tient surtout à ce fait que les malades, dans une grande proportion, se montrent réfractaires à cette méthode ; pour les uns, c'est le dégoût purement et simplement ; pour d'autres, c'est la résultante d'un raisonnement basé sur la connaissance des dangers qui résultent de l'usage habituel du régime carné (parasites intestinaux, maladies épizootiques, intoxications intestinales, appendicite, maladies de peau, etc...).

Voici ce que l'on trouve à cet égard dans le *Bulletin du laboratoire de biologie* (avril 1904) :

« Il est communément reconnu, surtout depuis que les travaux de M. Bouchard ont vulgarisé la notion des auto-intoxications, que l'absorption, au niveau de la muqueuse digestive, de divers poisons procréés dans l'intestin joue un rôle des plus importants dans un grand nombre d'états pathologiques. Soit que, par suite d'une insuffisance fonctionnelle préalable des organes digestifs, les hôtes habituels de l'intestin végètent sur un milieu nutritif anormal et sécrètent, par suite, des produits solubles anormaux ; soit que des germes particulièrement nocifs aient été apportés par l'alimentation ou se soient développés à l'excès aux dépens de la flore préexistante ; soit que, simplement, les poisons qui ne font jamais défaut dans le tube digestif le plus normal trouvent des conditions qui les empêchent de se détruire et les aident à être absorbés, des désordres locaux et généraux s'ensuivent, des maladies diverses s'engendrent ou s'aggravent. »

Le médecin, tout en tenant ces faits en considération, doit chercher plus loin, afin d'émettre un avis judicieux, les éléments qui plaident en faveur ou contre cette théorie. La plupart admettent, par expérience, que l'usage de la viande crue, qui a pris naissance dans une opinion physiologique, est une erreur, par ce seul fait que la suralimentation ne donne jamais de résultat, mais, au contraire, fatigue l'organisme par la surproduction de déchets, toxines. excreta, fermentations, et ainsi la résistance du malade est amoindrie ; on dit que ce phénomène d'oxydation forcée aboutit à une corruption plus rapide.

La substitution à une alimentation presque exclusivement végétale et alcalinisante d'une alimentation surtout animale et acidifiante en est la cause. Les végétaux, se brûlant dans nos tissus, y laissaient un résidu d'acides sulfurique et phosphorique. De tous les aliments végétaux, nous n'avons guère conservé en abondance, en France, que le pain, qui, d'après Gauthier, est un acidifiant énergique.

De là vient la fréquence des affections arthritiques si répandues, que l'on peut dire, qu'à la seconde génération tous les bourgeois sont arthritiques. Le meilleur remède serait de réformer notre alimentation. C'est le conseil que donnent, sans être entendus, les hygiénistes.

La défaveur du régime carné intégral est un peu la conséquence de l'exagération à laquelle se sont portés ses défenseurs, qui, à l'exclusion de tout autre aliment, ont voulu faire de la viande crue la panacée antituberculeuse, panacée aussi exclusive qu'infaillible, disait-on.

Un tuberculeux qui mange, digère et assimile, peut guérir, c'est par son alimentation qu'il défendra son organisme contre la déchéance.

L'état gastrique particulier aux tuberculeux rend impossible la généralisation d'une méthode, et la monopolisation d'une thérapeutique apparaît comme une conception absurde en l'état actuel de la question, par rapport à nos connaissances et à nos moyens d'action.

Certes, il faut alimenter le tuberculeux, mais pas le suralimenter, de même qu'il faut utiliser une fonction pour l'entretenir, sans cependant aller jusqu'à l'usure de cette fonction.

« Il ne faut pas confondre l'alimentation exagérée avec la suralimentation. L'alimentation excessive, surabondante, se produisant en dehors des besoins de l'organisme, ne tarde pas à amener des vices de la nutrition qui aboutissent à l'arthritisme ou à l'obésité. Huchard a beaucoup insisté avec bien d'autres auteurs sur l'abus de la viande et les dangers qui en résultent, la suralimentation ne tarde pas à engendrer des troubles dyspeptiques avec congestion du foie, la lithiase biliaire et urinaire, l'hypertension vasculaire de l'artério-sclérose.

« L'exagération dans l'apport des principes alimentaires agit différemment sur chaque tissu, l'excès de viande augmente très peu le tissu musculaire, à moins toutefois que le sujet ne se livre en même temps à des exercices *modérés*. »

Or, le tuberculeux est soumis à la cure du repos, en même temps

qu'il est suralimenté, ce qui crée une condition défavorable, une oppo
sition flagrante entre l'observation clinique et l'application thérapeutique.

Le tissu adipeux, dit Gautier, est celui qui se développe le plus,
grâce à l'apport des éléments gras, des hydrates de carbone et surtout
des matières amylacées. Mais l'abus de la viande contribue à la pro-
duction de l'obésité; les graisses plus difficilement assimilées que les
hydrates de carbone s'emmagasinent aussi en partie dans le tissu adipeux.

« L'expérience prouve que le régime végétarien est très bien supporté; il a l'avantage de combattre les diverses diathèses arthritique,
goutteuse, rhumatismale, la neurasthénie, il assouplit le caractère et
est favorable aux travaux de l'esprit, qu'il laisse plus dispos et plus
calme, il alcalinise les humeurs. »

Il ne faut donc pas s'étonner de voir la défaveur de la viande crue
coïncider avec la faveur de plus en plus grande dont jouit à juste titre
le régime végétarien, dans l'alimentation des malades atteints de
déchéance vitale organique, comme c'est le cas pour les tuberculeux.

Ceux même qui semblent se rattacher encore au régime carné, en
le considérant comme une nécessité, reconnaissent au régime végétarien des avantages qui font toute sa valeur, comme le prouve ce qui
suit : « Le régime végétarien absolu ne répond pas bien aux besoins
et aux intérêts de nos races européennes, mais mitigé par l'adjonction
de lait, d'œufs, de graisse, de beurre, il a de grands avantages; il alcalinise le sang, accélère les oxydations, diminue les déchets organiques
et les toxines, il expose beaucoup moins que le régime carné aux maladies de la peau, à l'arthritisme, aux congestions viscérales. Il est pra-
tique et rationnel et doit être accepté si l'on poursuit l'idéal de la for-
mation et de l'éducation de races douces, intelligentes, artistiques et
cependant prolifiques, vigoureuses et actives (E. GAUTIER.) »

A ce fait de la suralimentation forcée on peut opposer cet autre
fait, à savoir que certains tuberculeux vivent sans manger; d'autre
part, les essais d'alimentation sont un danger pour les tuberculeux
fébricitants.

Mais pour me tenir au point de la question que j'envisage en ce
moment, de savoir ce qu'il faut penser de l'usage de la viande crue
dans le traitement de la tuberculose, je me bornerai à essayer de
résumer ici le résultat de mes recherches cliniques personnelles. Il
s'agit dans la plupart des cas de malades qui avaient reçu le conseil
de manger de la viande crue, ou qui avaient adopté cette méthode
« proprio motu », par imitation le plus souvent.

Estimant que l'expérience clinique qui résulte de l'observation du malade est seule capable de donner des indications précises, je m'empresse de dire qu'il ne peut être, ici, question d'expérimentation animale, qui ne donne que des résultats inexacts et induit l'observateur en erreur.

C'est ainsi que les physiologistes ayant donné de la viande crue à des chiens qui engraissèrent, l'idée vint de soumettre l'homme au même régime, pour le rendre plus résistant : or les tuberculeux ainsi gavés engraissent, mais meurent.

On oublie trop vite qu'il ne faut donner à l'organisme que les aliments qu'il peut utiliser, et à l'estomac que ceux qu'il peut digérer. C'est là un fait qui doit dominer la thérapeutique de toutes les déchéances organiques, des convalescences, des maladies à consomption.

La nourriture du convalescent doit être surtout, dit Dujardin-Beaumetz, substantielle et réparatrice, *le régime azoté doit prédominer*; mais on ne négligera pas de commencer le régime par les aliments les plus digestibles pour arriver graduellement au régime alimentaire de l'homme en bonne santé.

Les aliments bruts comme la viande, le lait, les œufs, etc., ne conviennent pas toujours comme régime azoté, à cause de l'insuffisance fréquente du suc gastrique dans le cours d'un grand nombre de maladies et chez les convalescents.

On voit par là l'importance que présente l'intégrité de la sécrétion gastrique dans l'acte de la digestion et surtout de l'assimilation ; or, dans la tuberculose, cette intégrité est toujours plus ou moins compromise. Je rappelle ici les travaux des Drs A. Robin et Du Pasquier qui ont fait une étude complète chimique et clinique de la sécrétion gastrique.

L'examen du suc gastrique a porté sur quatre-vingt-cinq malades suivis aux différentes étapes de la tuberculose pulmonaire chronique.

A la première période, on trouve de l'hypéresthénie gastrique avec hyperchlorhydrie. L'acidité totale était augmentée avec ses deux facteurs principaux, l'acide chlorhydrique libre et les acides organiques.

A ces troubles sécrétoires du début succède une insuffisance à peu près complète de la sécrétion chlorhydrique. Au trouble fonctionnel fait suite la lésion organique. C'est la gastrite chronique de la période cavitaire, caractérisée par la dégénérescence muqueuse ou l'atrophie des glandes gastriques étouffées par l'hyperplasie du tissu conjonctif.

Il est possible de suivre, au cours de la tuberculose pulmonaire chronique, une sorte de cycle gastrique, allant de l'excitation jusqu'à l'abolition de la fonction, qui correspond à la majorité des cas.

Ces modifications de la sécrétion sont en relation directe avec les troubles de la pression sanguine et pourraient, peut-être, servir à expliquer la fréquence des hémoptysies d'origine alimentaire chez les tuberculeux qui ont été décrites par le docteur Sabourin.

Les malades auxquels on prescrit de se suralimenter ne voient qu'une chose, c'est de se gorger de viandes rouges, rôties, grillées, saignantes, crues, faisant bon marché des autres aliments. Les médecins ont tout fait pour inculquer ces idées au public.

Il se produit chez certains malades, par suite de ce régime dit fortifiant, des hémoptysies à répétition.

Ces hémorragies d'origine alimentaire n'ont rien de spécifique dans leurs caractères. Les circonstances qui les entourent permettent seules d'en dépister la nature.

Elles se produisent toujours sans cause apparente *et récidivent sans plus de raison alors que le malade semble plutôt s'améliorer et progresser vers la guérison.*

L'hémoptysie s'arrête sous l'influence de la diète.

Après quelques jours de repos, le malade revient plus ou moins vite à son alimentation tonique. sous prétexte de réparer les forces et le sang qu'il a perdus, et un beau matin, l'hémoptysie éclate à nouveau.

Ce que l'on voit dans les hémoptysies d'origine alimentaire, c'est le trouble passager de l'urine, précédant de quelques jours la crise hémorragique, durant autant qu'elle, tant que le changement de régime n'est pas intervenu. Ce phénomène urinaire a une valeur diagnostique de premier ordre. Il est le reflet extérieur de l'état du trop-plein de l'organisme.

Ces différentes constatations m'ayant depuis longtemps frappé, j'ai cherché à en connaître la cause et j'ai remarqué que sous l'influence de l'alimentation par la viande crue, on observe une phosphaturie marquée avec exagération de l'élimination de l'urée, coïncidant toujours avec une hypoacidité urinaire; de plus. le taux de l'acidité s'abaisse d'autant plus que la suralimentation causée est plus intense. Si bien que, d'après mes observations. l'alimentation par la viande crue donne un résultat contraire à celui que l'on veut obtenir et que j'exprime par cette phrase paradoxale en apparence : « *plus le tuberculeux se suralimente, plus il se dénourrit* ».

Ces faits sont la confirmation des études de M. A. Robin sur l'état de déminéralisation de l'organisme chez les tuberculeux et surtout chez les sujets prédisposés à la tuberculose, d'où la nécesssité qu'il y a, pour le médecin praticien. de combattre cette déminéralisation chez les prétuberculeux et chez les tuberculeux dans la première et la seconde période de leur maladie. Selon toute probabilité, c'est cette déminéralisation qui favorise l'invasion de l'organisme par le bacille de Koch et qui lui fournit un terrain favorable à son développement et à sa pullulation.

Pour que l'absorption définitive des aliments ait lieu, il faut donc que toutes les opérations préliminaires soient bien conduites, s'opèrent dans des conditions normales, il faut que chaque organe au passage des aliments ait fourni son contingent de travail et de substances spéciales destinés à opérer ces diverses transformations.

Lorsqu'au lieu que les choses se passent ainsi il se trouve que les aliments rencontrent en chemin des organes malades qui ne fournissent pas ou ne fournissent qu'une partie de leur part contributive en travail et en éléments spéciaux, les opérations multiples qui constituent la digestion se font mal ou d'une façon incomplète, et les aliments arrivent incomplètement transformés et impropres à être absorbés ; ce qui est autant de perdu pour la nutrition et autant de matériaux destinés à subir des fermentations putrides et, par conséquent, à devenir nuisibles au lieu d'être utiles comme ils devraient l'être dans un organisme fonctionnant bien.

J'ai souvent soutenu, dit M. Dolèris, que l'abus de la suralimentation azotée est cause de presque toutes les maladies de la nutrition et en cela je suis tout à fait d'accord avec M. Pascault, qui a fait, sur cette question, des travaux que je trouve tout bonnement admirables de netteté et de science. Je vous avoue que je considère l'albuminisme comme beaucoup plus dangereux que l'alcoolisme, car le buveur seul fait abus d'alcool et sait fort bien qu'il a tort, tandis que, de très bonne foi, tous les humains font abus de nourriture avec la conviction qu'ils exaltent leur capacité à l'action, et se défendent contre la misère physiologique.

Il est impossible, on le voit, de penser à en alimenter indistinctement tous les malades, car la plupart des tuberculeux ont des voies digestives intolérantes qui ne leur permettent que peu d'aliments.

C'est cette raison même qui fournit le plus puissant argument contre la suralimentation forcée, dont l'abus est contraire, chez les individus bien portants, aux préceptes les plus élémentaires de l'hygiène rationnelle.

Voilà plus qu'il n'en faut pour condamner la suralimentation qui peut dans bien des cas créer l'état de maladie et à plus forte raison aggraver celle-ci quand elle préexiste. — En matière de tuberculose on a oublié ce sage précepte qui consistait à considérer l'estomac comme une arche sainte que l'on devait entourer de soins pieux.

Même en état de santé, la suralimentation est un leurre et ne donne que des résultats négatifs.

En état de santé, dit le Dr Blanc, la dépense vitale quotidienne est compensée par l'équivalent du chiffre alimentaire journalier ; mais que la maladie survienne, nous constatons alors une augmentation plus ou moins considérable de dépenses.

A cette sorte de gaspillage caractérisé par un excédent des *sorties*, on oppose une surabondance des *entrées*, sous les espèces et apparences de la suralimentation et même de la surnutrition.

Que valent ce'te alimentation forcée et cette nutrition intensive? Ce que vaut le « gavage » appliqué aux animaux.

Sur 100 bêtes soumises à l'engraissement, le pourcentage de la mortalité, avant les dates normales, varie de 15 à 20 et les poulets ou les oies qui ont résisté jusqu'à la fin de la période — pour être sacrifiés... au point — n'auraient pas supporté pendant un ou deux jours de plus ce régime particulier.

Sans doute, appliquée à l'homme, la méthode a pu, dans certains cas, produire de salutaires effets ; mais il n'en est pas moins reconnu par tous les médecins expérimentés que les résultats sont la plupart du temps négatifs, quand ils ne deviennent pas nuisibles en précipitant la fin des malades qui, alimentés autrement, auraient vécu quelque temps encore. Les gastrites, les entérites, les hypertrophies du foie, l'inflammation des reins, les désordres nerveux, les troubles cutanés, sont les éventualités qu'on voit souvent se produire ; et quand les malades supportent ce régime, il détermine presque toujours une surproduction d'urates. Or, chacun sait que toutes les combustions incomplètes ont pour cortège habituel la gravelle, l'obésité, le diabète, autant de complications redoutables qu'il faut éviter.

Notons encore en passant qu'il ne s'agit là que de la suralimentation par les aliments ordinaires, c'est-à-dire ceux auxquels l'organisme est accoutumé, ce qui donne à prévoir ce qui résulte de l'emploi de la viande crue, que l'on peut sans crainte qualifier d'aliment d'exception. Dans ces conditions, la dénutrition est beaucoup plus rapide, comme en témoigne la phosphaturie qui est constante chez tous les individus soumis au régime de la viande crue.

Quiconque voudra observer en détail pourra se convaincre de ces faits.

De plus, il m'est toujours apparu que cette hypoacidité consécutive à la suralimeutation par la viande crue était surtout marquée chez les tuberculeux qui possèdent encore un certain état de consistance des tissus, ceux qui ont assez de tissu adipeux pour être considérés comme gras.

Chez les tuberculeux maigres, il y a, à la suite de l'alimentation par la viande crue, une période trompeuse d'engraissement apparent, rapidement suivie d'une déchéance physique due à la suroxydation cellulaire s'accompagnant du dégoût le plus absolu pour toute espèce d'alimentation, de sorte que l'on perd à la fois le bénéfice d'une tentative de traitement et la possibilité de l'alimentation dans l'avenir.

J'ai de même observé, à la suite de plusieurs essais de la viande crue, une véritable forme toxique simulant la tuberculose aiguë et s'améliorant par la cessation de cet aliment que l'on remplace avec avantage par le lait, et, dès que l'organisme se remonte, je donne un régime lacto-végétarien.

« Le pain très cuit est un excellent aliment pour les tuberculeux ; la croûte contient 13 p. c. de matières azotées et 67 p. c. d'amidon; il est riche en nucléines et en principes phosphatés.

« Les farines de légumineuses diastasées ou non servent également à réparer les pertes en phosphate, azote et carbone, qui épuisent ces malades (Gautier).

« Les légumes herbacés ont l'avantage de combattre la constipation; ils apportent du fer sous forme d'hématogène et contribuent à introduire dans l'économie une grande partie de chaux et de magnésie.

« Les féculents riches en azote, pois, lentilles, haricots, les pâtes alimentaires constituent des moyens adjuvants de la suralimentation.

« Malgré les efforts et la bonne volonté du malade, malgré la bonne direction du traitement, il arrive parfois que la suralimentation n'est pas possible. Des accidents dyspeptiques se produisent, avec diarrhée infecte; survient-il des phénomènes d'auto-intoxication, les urines diminuent, et l'on est obligé de restreindre ou de modifier le régime. Dans ces cas, le malade sera soumis au lait, et plus tard on verra la meilleure conduite à tenir.

Une bonne méthode pour connaître les effets des régimes est fondée sur la détermination des coefficients urinaires et consiste à doser les principaux éléments des urines et à tirer de leur valeur et de leurs rapports en poids l'indication du mode de fonctionnement de l'économie. On mesure ainsi, dit Gautier, non la grandeur absolue des principes nutritifs comme dans la méthode précédente, mais surtout la qualité du fonctionnement organique.

« Dans les éléments anatomiques — dit le Dr Lasnié, — le phosphore se trouve à l'état de combinaison avec les substances protéiques du protoplasma et, comme ce dernier subit, par suite du fonctionnement, une oxydation qui l'entraîne au dehors dans ce mouvement de désassimilation. Les pertes journalières qui résultent de l'usure de nos éléments et par conséquent de l'oxydation des combinaisons organiques phosphorées sont représentées par environ 2 gr. 50 d'acide phosphorique à l'état normal. C'est une perte qui est comblée par le phosphore contenu dans les aliments, soit d'origine animale, soit d'origine végétale. Cette quantité représente les besoins journaliers lorsque l'organisme a atteint son équilibre nutritif.

« Dans les végétaux, comme chez les animaux, c'est dans les plantes où la vie est la plus active, comme dans les jeunes pousses où elle est en puissance comme dans les graines, que le phosphore abonde. Il y est combiné avec l'albumine végétale, et dans un état éminemment apte à l'assimilation. Ici, nul instrument d'analyse chimique ne vient disloquer ou dénaturer la molécule organophosphorée introduite dans l'alimentation avec les végétaux. Il semble plus rationnel à beaucoup de points de vue d'emprunter aux végétaux le phosphore dont l'organisme a besoin. En effet, bien que l'homme soit omnivore, c'est plutôt du règne végétal que du règne animal qu'il tire les éléments minéraux nécessaires à son entetien ; les aliments carnés les lui fournissent, mais en moindre quantité, et en exigeant plus de travail des organes digestifs. Le règne végétal, par un travail de synthèse, transforme en combinaisons organiques le phosphore qu'il emprunte au sol, ces transformations étant nécessaires pour la vie et l'évolution de la plante. Or, l'expérience a montré que ces combinaisons organiques tirées par des végétaux conviennent admirablement pour stimuler les phénomènes de développement chez les animaux en voie de croissance. De jeunes animaux dont on veut hâter le développement sont alimentés avec des graines de céréales et de légumineuses, avec de jeunes pousses de graminées, dans lesquelles l'organisme puise le surcroît de phosphates organiques qui stimuleront l'activité et, par suite, la nutrition ».

La tuberculose est considérée, et à juste titre, comme une maladie de misère, mais cela ne doit s'entendre qu'au point de vue social, car si l'on étend cet aphorisme, en le modifiant légèrement, on arrive à cette compréhension clinique que c'est une maladie de misère physiologique. Mais le mot de misère ne peut se complaire avec l'adjectif physiologique, car où il n'y a plus équilibre entre les recettes et les dépenses, il n'y a plus équilibre physiologique, et nous préférons pour cette raison le mot plus conforme à la réalité de « misère organique ». Cette misère organique, type de déchéance vitale, s'affirme surtout dans les maladies consomptives, comme la tuberculose, le cancer, etc., ainsi que dans les maladies par ralentissement de la nutrition. Elle crée du même coup l'imminence morbide et prépare le terrain à la réceptivité.

La tuberculose est une maladie de misère organique, mais c'est surtout et avant tout une maladie infectieuse, ou mieux infectante, pour l'individu qui en est atteint ; elle frappe tous les organes, avec des points de prédilection, elle désorganise la cellule et partant les tissus. Ce fait est établi depuis la découverte de Villemin, antérieure à la découverte des bacilles de la tuberculose par Koch, et se trouve contrôlé par le mode de contamination par la muqueuse respiratoire ou intestinale. Mais il reste indéniable que la localisation la plus fréquente est l'appareil respiratoire.

Malgré la quantité de personnes vivant avec les tuberculeux, il y en a relativement peu d'atteintes, ce qui prouve qu'il faut que le sujet soit dans des conditions spéciales de réceptivité : réceptivité héréditaire ou acquise par l'épuisement de l'organisme, un affaiblissement résultant des troubles nutritifs généraux, c'est-à-dire d'une nutrition histologiquement altérée, intense, comme c'est le cas dans l'anémie, la chlorose, la syphilis, les diathèses, la neurasthénie, etc.

Quant à savoir si la tuberculose est héréditaire ou si le descendant hérite seulement d'une prédisposition, nous n'entreprendrons pas de discuter cette question ici ; nous admettrons, d'après des expériences, dans un cas comme dans l'autre, que la prédisposition seule suffit, et sur les nombreux malades que nous avons examinés, leurs descendants étaient chétifs au début et propres à contracter la maladie.

Jusqu'à présent on s'est fié, d'une façon trop absolue sur la recherche du bacille de Koch. — Évidemment, ce moyen d'investigation peut avoir sa valeur comme signe complémentaire, mais il ne fournit qu'une indication trop incomplète pour constituer un procédé absolu ; en revanche, on a constaté que les bacilles disparaissaient dans la dernière période de la maladie ou sous l'influence de divers traitements sans que pour cela le malade soit guéri. De son côté, Strauss a démontré que les bacilles virulents de la tuberculose existent dans les fosses nasales des individus sains fréquentant les locaux habités par des phtisiques.

Filleau, en 1886, avait exprimé la même idée en disant : « On rencontre constamment le bacille de Koch chez les personnes qui vivent en contact prolongé avec des phtisiques », et il nous souvient d'une préparation de ses propres crachats, dans laquelle une cellule épithéliale, ressemblant à s'y méprendre à une cellule géante, renfermait cinq bacilles de Koch, et sa santé ne pouvait éveiller aucun soupçon.

Il n'y a pas que le bacille de Koch que l'on rencontre dans les infections tuberculeuses ; nous y rencontrons encore à la troisième période, où la fièvre hectique est à peu près en permanence, des cocci (pyocoques) qui viennent, eux aussi, aggraver la maladie par leurs produits de sécrétion.

Il est un point non moins avéré, c'est que dans toutes les infections microbiennes les produits toxiques créés par les microbes et ceux qu'ils contribuent à faire produire par les éléments anatomiques des tissus viennent aggraver la dénutrition histologique générale et peuvent amener la mort par une véritable intoxication progressive.

Dans les tuberculoses, comme dans toutes les maladies qui peuvent être engendrées par la nutrition altérée, les éléments anatomiques perdent une quantité notable de leurs principes phosphatés architecturaux et de stimulation qu'une alimentation même abondante et recherchée ne peut leur fournir en suffisante quantité.

Il importe de prendre en considération que c'est l'acide phosphorique qui manque le plus dans l'alimentation que l'on nous donne et que tous les autres éléments ne s'assimilent que proportionnellement à la quantité de ce corps, pour venir en aide à notre organisme, nous voyons l'importance de bien surveiller la marche de cet élément.

Avant d'entreprendre toute médication, il faut assurer à l'organisme une certaine acidité et un certain degré de phosphatisation.

Sans la connaissance de ce principe, aucun travail chimique ne peut être entrepris ni aucune médication judicieusement ordonnée. De là une des principales causes de l'echec des médications dont les résultats chez les uns sont contrebalancés par les insuccès chez les autres, comme aussi de l'erreur profonde qui a fait naître la conception de l'utilisation de la viande crue dans le traitement de la tuberculose, idée entretenue à la faveur d'un préjugé.

L'usage de la viande crue diminue l'acidité, empêche l'assimilation de ce fait et, par l'élimination de l'urée qu'elle exagère, amoindrit la résistance de l'organisme et facilite la marche envahissante de la maladie.

D'où l'importance qu'il y a à se convaincre que son usage doit être prohibé, non seulement comme inutile, mais comme nuisible.

Voilà, Mesdames, Messieurs, la conclusion à laquelle je voulais arriver. Certes, il me resterait encore beaucoup à dire sur ce sujet, mais je dois me borner à un point de la question.

Il importe, vous le voyez, de faire examiner tout individu suspect de tuberculose ou même simplement de prédisposition et de le soumettre aussitôt à une alimentation rationnelle et précoce, dans le but de fortifier son organisme ou d'augmenter sa résistance. Je ne peux entrer plus avant dans la question sans m'exposer à dépasser le but que je me suis assigné ce soir, mais je ne saurais trop vous engager pour terminer à persuader les pré-tuberculeux à ne pas attendre d'être tuberculeux pour se soigner.

Au debut, le médecin est armé pour reconnaître la maladie, par l'examen du malade, l'auscultation de ses poumons, l'examen de ses ganglions, l'analyse de ses urines, et il peut en toute connaissance de cause instituer un traitement dont le succès sera d'autant plus certain que l'application en aura été plus hâtive.

Je vous remercie, en terminant, Mesdames et Messieurs, de la façon attentive dont vous m'avez écouté et je suis reconnaissant à la Société végétarienne de France dont la noble entreprise mérite tous les encouragements d'avoir fait appel à l'opinion d'un médecin qui, en plaidant sa cause, a plaidé aussi celle de votre santé.

Publications de la Société Végétarienne de France.

		(*)
Examen scientifique du Végétarisme, par J. Lefèvre de la S. V. de F. fr.	2 50	2 00
La Philosophie de l'Alimentation. Exposé de faits d'expérience. Preuves d'ordre anatomique, chimique, médical et moral, par le Dr Jules Grand, président de la S. V. de F.	1 25	1 00
La Réforme de l'Alimentation. Exposé sommaire du végétarisme : I. Ses bases scientifiques, par le Dr V. de la S. V. de F.	0 50	0 40
La Réforme de l'Alimentation. Exposé sommaire du végétarisme : II. Ses avantages au point de vue moral, économique et social, par un membre de la S. V. de F. . . .	0 60	0 50
Le Régime végétarien considéré comme source d'énergie, par le Dr Pascault de la S. V. de F.	0 40	0 30
L'Hygiène alimentaire chez les arthritiques, par le Dr Pascault, de la S. V. de F.	Edition épuisée.	
Ration et Régime alimentaire de l'arthritique, par le Dr Pascault, de la S. V. de F.	1 50	1 25
Du Traitement alimentaire du diabète par le régime végétarien, par le Dr Ern. Nyssens	0 40	0 30
Le Nervosisme Moderne, par M. Albéric Deswarte. . . .	Edition épuisée.	
L'Alimentation des Touristes, par le Dr E. Nyssens. . . .	Edition épuisée.	
La Table du Végétarien. Choix, préparation et usage rationnels des aliments (850 recettes), par Carlotto Schulz (2e édition.)	3 60	3 10
Les Tendances idéales du Végétarisme, par M. le prof. Hoffmann	0 50	0 40
Les Moralistes et le Régime végétarien, par Mme H. de Pape.	0 40	0 30
Contribution à l'Etude des plantes alimentaires, par M. Maurice Largeris	Edition épuisée.	
Discours et Toasts. Congrès intern¹. végétarien de Paris, 1900.	0 40	0 30
Liste des Sociétés végétariennes, des Etablissements et Restaurants végétariens (1900)	Edition épuisée.	

AUTRES PUBLICATIONS VÉGÉTARIENNES

Le Végétarisme et le Régime végétarien rationnel, par le Dr Bonnejoy	Edition épuisée.	
La Cuisine végétarienne, par le Dr Bonnejoy	Edition épuisée.	
L'Hygiène alimentaire, par M. Favrichon (1892)	4 10	3 50
La Cuisine rationnelle. Précis d'hygiène alimentaire, par le Dr Ern. Nyssens	Edition épuisée.	
Traitement du Rhumatisme par le Végétarisme, par le Dr Allinson. Traduit de l'anglais par A. Thirion . . .	1 40	1 25
Du Régime alimentaire considéré au point de vue de la production d'énergie, par le Dr A. Haig. Trad. par le Dr Ern. Nyssens	1 75	1 50

(*) Prix spéciaux pour les membres des sociétés végétariennes.

Les publications végétariennes sont expédiées *franco* sur demande adressée au *Secrétaire de la S. V. de F.* : M. Morand, 24, *rue Charlot, Paris (IIIe)*. — Toute demande doit être accompagnée d'un mandat-poste représentant la valeur des ouvrages.

LA RÉFORME ALIMENTAIRE

Organe mensuel des Sociétés Végétariennes de France et de Belgique.

(Envoyé gratuitement aux Membres de la S. V. de F.)